AF296787

# RÉFLEXIONS

## SUR

# LA NATURE DE LA GOUTTE,

## SUR

## SES CAUSES, SES EFFETS,

### ET SUR LES MOYENS EMPLOYÉS POUR LA COMBATTRE.

Par M. J. Fr. Achille LALOUETTE,

Docteur Régent de l'ancienne Faculté de Médecine de Paris,
et membre de l'ancienne Société Royale de Médecine.

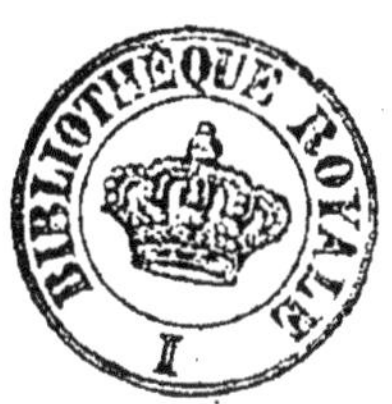

# A PARIS,

CHEZ FIRMIN DIDOT, IMPRIMEUR DU ROI,

ET DE L'INSTITUT, RUE JACOB, N° 24;

ET CHEZ L'AUTEUR, MÊME RUE, N° 7.

## 1815.

# PRÉFACE.

Afin de ne pas être accusé de présomption en publiant un ouvrage sur la goutte, je crois nécessaire d'exposer les motifs qui m'ont déterminé. Les médecins qui ont écrit sur la goutte se sont flattés sans doute d'ajouter quelque chose aux lumières déja acquises sur cette maladie. Chacun alors l'a présentée sous l'aspect qui l'avait frappé, et l'on peut penser que de là est venue la foule d'idées différentes qui ont été mises en avant sur cet objet. Mais il me semble cependant que le but proposé n'a pas été parfaitement atteint, car nous voyons encore aujourd'hui exister une opinion ancienne qui est généralement admise, et qui a pour ainsi dire acquis la force d'une vérité, savoir, que l'on ignore ce que c'est que la goutte, quelles sont ses causes, et que de là il s'ensuit qu'elle est incurable.

Des circonstances qui me sont personnelles ont fortement fixé mon attention sur la nature de cette maladie : j'ai tâché sur-tout de me dépouiller de tous les préjugés dont elle a été entourée jusqu'à ce jour, afin de mieux juger, et je crois l'avoir considérée sans prévention. Après avoir décrit la goutte, dépouillée de tous symptômes étrangers, j'ai examiné les accidents qu'elle laisse après elle. Comme ses résultats sont la seule chose palpable dont on puisse tirer quelques lumières positives, j'ai recherché de quelle nature ils étaient et d'où ils pouvaient provenir. J'ai aperçu qu'ils étaient dus à la présence d'une matière excrémentitielle, dont l'excrétion imparfaite produit un effet douloureux. Mon imagination une fois fixée sur ce point, j'ai cherché à y rattacher les effets et les symptômes que présente cet effet douloureux, autrement dit *la goutte*, et alors j'ai reconnu qu'ils étaient d'accord avec mon premier aperçu. J'ai ensuite analysé sur moi le genre et le caractère différent des douleurs qu'imprime la matière goutteuse lorsqu'elle cherche une de ses excrétions naturelles ; et lorsque, faute d'arriver au point où elle doit être diminuée, elle divague ou est arrêtée sur une partie. Le pouls m'a démontré aussi des variations qui suivent un ordre constant dans les syptômes qui accompagnent la marche de la matière excrémentitielle, depuis son introduction jusqu'au moment où, développée et fixée sur un point, la goutte se déclare. Dès-lors que j'ai cru avoir sur la goutte quelques données qui m'ont paru positives ; les questions multipliées, mêmes minutieuses, que j'ai faites aux malades dans la vue, soit de les confirmer, soit de les réformer, m'ont démontré que mes conjectures perdaient le caractère douteux pour prendre celui d'une vérité.

D'après cela j'ai réuni en corps de doctrine, les diverses réflexions auxquelles le cours de ma pratique a donné lieu, et ce sont elles que j'expose dans cet ouvrage. Comme il est du devoir de tout médecin de communiquer ses vues, lorsqu'il croit qu'elles peuvent être utiles au progrès de l'art de guérir, je n'ai pas hésité. C'est sous ce rapport que je me hasarde à les publier, très-rassuré par la pureté du motif qui me détermine, et en éloignant de moi toute crainte des désagréments que peut faire éprouver l'erreur dans laquelle souvent l'on peut tomber lorsqu'un zèle indiscret vous égare, que l'on croit bien voir, bien faire, et que, par malheur, on est seul de son opinion.

# RÉFLEXIONS

SUR

## LA NATURE DE LA GOUTTE,

*Sur ses Causes, ses Effets, et sur les moyens employés pour la combattre.*

---

La précision dans les idées que l'on doit se former sur le caractère d'une maladie et sur les causes qui y donnent naissance, peut seule concourir aux progrès de l'art de guérir. Si un usage barbare a quelquefois introduit et consacré par le temps des expressions impropres qui présentent quelques idées fausses sur l'origine, le siége ou les causes des maladies, il doit en résulter que le sens qu'elles offrent pourra détourner du point véritable l'imagination de quelques médecins, et qu'alors, entraînés par l'habitude, leurs combinaisons seront autant d'erreurs dans la théorie qu'ils s'en formeront lorsqu'il sera question de juger quelle est la nature de ces causes afin de les combattre.

La goutte est la maladie à laquelle l'on peut appliquer plus particulièrement ce reproche. Quel est le malade, quel est le médecin qui n'ait pas répété cent fois : *L'humeur goutteuse est portée sur telle partie ; elle a quitté le bras pour se jeter au pied, au genou ou à l'intérieur ; la goutte est remontée subitement à la poitrine, à la tête, etc. etc.*

Par ces expressions impropres ne pourrait-on pas concevoir cette idée, que la goutte est produite par une humeur très-subtile, susceptible d'être transportée avec la plus grande rapidité d'une partie sur une autre, et par conséquent d'être facilement déplacée par une action physique ou morale quelconque ; enfin que la multiplicité des parties qu'elle affecte, et la diversité des accidents auxquels elle donne naissance, ne sont dus qu'à la rapidité avec laquelle se fait ce transport ?

N'ayant pu me familiariser depuis long-temps avec l'idée généralement admise ( que la goutte est mobile ou qu'elle est une maladie humorale ), je vais tâcher de développer mon opinion, de prouver que la matière qui produit les accidents de la goutte est de toute fixité, et que cette maladie ne peut être considérée sous ces rapports.

Il faut réellement que l'on ait porté bien peu d'attention sur les accidents que produit la goutte, et sur les gonflements qui résultent de son séjour sur les articulations, ou bien que l'on n'ait pas osé s'affranchir du préjugé qui a laissé depuis si long-temps subsister ces expressions impropres, pour ne les avoir pas rejetées comme une source d'erreurs. L'objet que je me suis proposé, en publiant quelques idées sur la goutte, est donc de détruire cette opinion erronnée, et ainsi de présenter quelques aperçus qui, peut-être un jour, pourront changer les vues pratiques du médecin, s'il ne reconnaît plus pour cause de cette maladie une humeur très-mobile. Je tâcherai de démontrer que la fixité de la substance qui vient de produire l'accès de goutte ne permet déja plus à cette époque d'en opérer le déplacement.

Je vais sommairement décrire la maladie de la goutte. Lorsque par sa description il aura été démontré et reconnu que cette maladie laisse après elle des traces de sa présence sur les parties où elle a séjourné, nous examinerons ce que c'est que la substance qui a été déposée dans le principe de la crise; d'où elle vient; si elle existe constamment en nous et toujours dans les mêmes proportions; si elle joue un rôle dans notre économie; enfin quelles sont les choses qui peuvent la détourner de sa fonction naturelle pour lui donner un caractère morbifique. Par cet examen il sera démontré que la cause matérielle de cette maladie est une substance concrète qui agit, lorsque par des circonstances que nous examinerons dans la suite, elle ne peut être expulsée hors du torrent de la circulation. Après avoir cherché quelle est l'origine de cette substance concrète, son usage dans l'économie humaine, et quels sont ses organes excrétoires, nous remonterons aux causes occasionnelles qui lui donnent un caractère nuisible; aux causes accidentelles qui concourent à rompre l'équilibre entre son introduction et son expulsion du cours de la circulation; aux causes déterminantes qui changent sa direction naturelle; enfin nous reconnaîtrons que, par son excès, l'équilibre est rompu, et que de là naissent les accidents qui constituent la goutte.

La nature et les causes de cette maladie une fois connues, je présenterai quelques idées sur les moyens d'en éloigner les accès, d'en diminuer l'intensité, de parer autant que possible aux accidents funestes qui résultent, soit de la présence de cette matière concrète dans le cours de la circulation, soit de son séjour sur nos organes, soit de son passage sur ces mêmes organes avant de se porter aux articulations.

Rien n'indique clairement qu'un sujet soit goutteux avant que la matière goutteuse se soit manifestée sur quelque articulation; mais une fois qu'elle s'y est montrée, alors ce sujet est reconnu goutteux. L'on croit généralement en médecine que toutes les maladies qui surviennent aux goutteux sont compliquées de goutte : l'on pourrait plutôt affirmer que la majeure partie des maladies spontanées et aiguës qui se déclarent chez eux, sont la goutte masquée, et que les diversités qu'elles semblent présenter dans leur marche et dans leurs symptômes tiennent seulement à la différence des organes qui en sont affectés.

Ces réflexions préliminaires présentées, examinons ce que c'est que la goutte. Afin de la décrire et de la faire connaître d'une manière plus précise, il faut suivre sa marche lorsqu'elle se jette sur une articulation, et que ses symptômes propres ne sont compliqués d'aucun des accidents auxquels souvent elle donne naissance, et dont je m'occuperai plus en détail dans le cours de cet ouvrage.

La goutte s'annonce par une douleur trèsaiguë de l'articulation où elle se porte. Cette douleur, quoique permanente au lieu affecté, éprouve par instants un surcroît de violence présentant la sensation de corps pointus, qui, du centre du foyer où est le mal, pénètrent les parties voisines et propagent plus loin les mêmes douleurs. Cette sensation, que l'on appelle lancinante, dure plus ou moins long-temps à raison de la masse plus ou moins grande de la matière goutteuse, et de l'étendue des surfaces articulaires où elle s'est fixée.

Ce premier moment d'invasion peut être considéré comme celui de la douleur propre à la goutte; mais à peine cette matière a-t-elle séjourné sur un point quelconque, qu'il en survient d'autres de nature différente.

La rupture du tissu membraneux d'où la matière s'est échappée au moment de son extravasation; son séjour sur une surface où elle devient corps étranger; l'affluence plus considérable de cette matière, que l'irritation y appelle avec plus d'abondance; toutes ces causes de douleurs réunies déterminent l'inflammation. Pendant l'époque qui la précède immédiatement, et qui dure très-peu de temps, il en existe une par la distension des parties molles, qui se complique avec celle propre au contact immédiat de la matière goutteuse, et qui est très-aiguë. Aussitôt l'enflure paraît avec rougeur à la peau ; quelquefois, cette période arrivée, la douleur diminue très-sensiblement, et si toute la matière morbifique est épuisée, le gonflement se termine par résolution. Cependant le point où la matière goutteuse a été portée dans le principe reste encore long-temps douloureux et sensible au toucher, jusqu'à ce qu'enfin habitué au contact de ce corps, et perdant sa sensibilité par la compression qu'il y exerce constamment, l'accès goutteux soit complètement fini.

Si, dans le moment de l'inflammation et du gonflement, il survient sur le même point une nouvelle extravasation de la matière goutteuse, ce que j'appelle une nouvelle crise de goutte, la douleur nouvelle qu'elle cause se complique avec l'ancienne, ainsi qu'avec celle produite par l'inflammation, et c'est alors qu'elle devient excessive. Dans ce cas, une fièvre plus ou moins forte accompagne toujours l'accès de goutte. L'on doit sentir combien il doit varier en plus ou en moins dans son intensité et dans sa durée.

Une émission d'urines, contenant une masse assez considérable de matière concrète, annonce ordinairement la terminaison de la crise goutteuse sur les articulations. Ici l'on pourrait dire que les reins se chargent d'expulser une masse de matière goutteuse, dont le transport sur les articulations déja fatiguées et trop sensibles, eût procuré des douleurs intolérables, et eût dérangé le mouvement des parties sur lesquelles elle se serait portée.

Si une circonstance, soit naturelle, soit accidentelle, détermine surabondance de la matière goutteuse, il arrive assez fréquemment qu'elle se divise. Ainsi divisée, chaque portion, après avoir parcouru différentes parties, est transportée sur divers points où elle cherche une voie par laquelle elle puisse être expulsée du

cours de la circulation : c'est dans ce mouvement, qu'épanchée sur plusieurs des extrémités des os, la goutte se montre sur plusieurs
parties.

Il est à remarquer qu'assez souvent elle se
porte symétriquement aux mêmes jointures à
droite et à gauche, mais toujours à quelques
intervalles de temps l'un de l'autre. Ceci peut
dépendre de la différence du temps où chaque
portion de substance qui fournit la matière
goutteuse a été introduite ; ou, si elle l'a été
en masse, du temps dont chaque portion divisée a eu besoin pour parvenir au développement nécessaire qui produit l'accès.

L'on appelle vulgairement *transport de l'humeur goutteuse*, cette succession de parties af-
fectées qui donne lieu à une série de crises
goutteuses, qui sur chaque point présentent
les mêmes effets.

Après avoir observé ce qui s'est passé pendant tout le temps qu'a duré l'accès de goutte,
voyons ce qui reste aux articulations après la
crise goutteuse.

Le résultat du séjour de ce que l'on appelle
*humeur*, et que je nommerai matière concrète
ou goutteuse, est une augmentation plus ou
moins grande dans le volume de la partie de
l'os où elle a été fixée. S'il arrive que le même
accident s'y renouvelle à plusieurs reprises, le

gonflement est beaucoup plus marqué et cause assez souvent de la gêne dans le mouvement de l'articulation. Si dans cet état il survient au même endroit une nouvelle crise, et qu'elle soit violente, l'articulation qui d'abord était gênée, perd bientôt son mouvement par la présence de la matière concrète sur ses surfaces articulaires. Quelquefois on l'a vue s'extravaser dans leurs capsules, au point de souder, de désorganiser les articulations, et d'en détruire entièrement les mouvements.

Il arrive quelquefois, principalement aux doigts des mains, que les jointures des phalanges sont tellement désorganisées, que les parties molles en ont perdu leur sensibilité. On a vu des extravasations de matière concrète semblables à de la craie, percer même la peau, sans occasionner les douleurs que l'aspect d'un semblable désordre aurait dû faire soupçonner.

Tel est le résultat du séjour de la goutte sur les articulations, qu'il nous démontre une matière solide, concrète, et semblable à de la craie, introduite dans notre organisation.

Il est indispensable de remonter plus haut pour connaître la source de cette matière concrète, pour suivre son introduction dans le cours de la circulation, pour apprécier quel est, dans l'état sain, sa destination utile à notre économie, enfin pour être à même de juger les ravages qu'une telle matière concrète doit produire, lorsque par quelques circonstances que nous examinerons en détail, elle ne remplit pas sa destination, et qu'elle ne suit plus l'ordre naturel auquel elle est appelée.

L'on ne peut concevoir l'introduction d'une substance solide qui pénètre tous les points de notre organisation, sans remonter à la nutrition, puisque c'est par elle seule que toutes substances solides, étrangères, peuvent être introduites et mélangées avec nos humeurs, pour de là être poussées aux extrémités les plus reculées du centre par où elles ont été introduites.

Parcourons rapidement les circonstances principales de cette fonction, puisque c'est seulement de la masse alimentaire soumise à la digestion, que la matière goutteuse peut tirer son origine.

Des pores absorbants qui règnent dans toute la longueur du canal intestinal par une organisation particulière propre à cette fonction, absorbent de la masse alimentaire qui en parcourt toute l'étendue, les parties qui par le mélange de la salive et des sucs gastriques ont été préparées et destinées à fournir à toutes nos fonctions.

Ces parties absorbées, après avoir été soumises à la digestion, après avoir subi un genre de combinaison, constituent une substance sous forme d'humeur à laquelle on a donné le nom de chyle. Aussitôt après son absorption, elle pénètre les vaisseaux lactés, et est portée à un réservoir qui lui est propre : de là elle est conduite par un canal particulier à la souclavière gauche, pour être introduite et mêlée avec le sang. Par le cours des circulations plus ou moins répétées, le chyle reçoit le degré d'animalisation nécessaire à la nutrition.

Cette fonction n'est autre chose que le développement de nos organes, puis leur entretien ou leur réparation.

Le chyle ainsi mêlé avec le sang, est distribué à tous nos organes ; chacun d'eux, par sa structure particulière, en soustrait ce qui lui est propre pour fournir les humeurs destinées à chacune de leurs secrétions. Enfin, par l'accord parfait de leurs fonctions, s'accomplit la nutrition.

Dans cet état, la substance nutritive contient deux parties très-distinctes, une solide, destinée à réparer les pertes que le mouvement non interrompu ne manquerait pas de produire sur nos organes ; plus, une partie fluide qui sert de véhicule aux parties solides, qui, avec elle, pénètrent par-tout pour se distribuer sur chacun des points où il est nécessaire. Par l'universalité de cette distribution, la nutrition reçoit sa perfection.

Tout ce qui n'a pas été utile à la nutrition, à l'entretien de notre organisation, devient excrémentitiel. La partie fluide est portée aux organes excrétoires, afin d'être éliminée, soit par les urines, par les sueurs, par l'insensible transpiration, soit par toute autre voie excrétoire. La partie solide doit être déposée hors du torrent de la circulation.

Notre intention n'est pas de suivre la marche des humeurs avant et lorsqu'elles sont devenues excrémentitielles, cela nous écarterait de notre sujet ; nous nous proposons seulement d'examiner la partie solide qui seule est concressible, depuis le moment où, intimement combinée avec le chyle et la lymphe destinés à la nutrition dont elle fait partie intégrante, elle s'en sépare, devient excrémentitielle, et est poussée hors de la circulation, sans doute afin de servir encore utilement à quelque fonction ; ensuite, lorsqu'après en avoir été séparée, elle n'y a pas été employée ; et enfin ce qu'elle devient dans ces circonstances.

Le tissu réticulaire dont se compose l'embryon est le rudiment de chacun de nos organes. Il l'est aussi de cet ensemble d'organes dont la réunion le constitue ce qu'il est et ce qu'il doit être un jour. Ce tissu réticulaire est destiné, par la nature d'une de ses fonctions, à recevoir les parties concressibles excrémentitielles résultantes de l'acte de la nutrition, qui commence aussitôt la conception. L'addition successive de leur masse et son application graduée, impriment aussitôt un développement dans ce tissu en s'interposant entre ses lames : une des premières opérations de la nature a dû être d'abord de circonscrire cette réunion d'organes ; aussi la portion du tissu réticulaire qui est destinée par son développement à former le tissu cutané, l'a-t-elle reçu la première, par l'admission de cette substance concressible transmise avec le sang de la mère.

Le tissu cutané, dans ce premier développement, laisse à nu la partie concrète excrémentitielle excédente à son développement ; aussitôt elle est mise hors de la circulation sur toute la surface du corps de l'embryon. C'est cette partie concrète ainsi répandue qui, à l'instant même, forme l'épiderme.

Après avoir ainsi circonscrit l'ensemble de cette masse d'organisations diverses, la nature a fait la même opération sur chaque organe en particulier, et chacun d'eux alors, par une espèce de consolidation du tissu réticulaire, devant former les membranes propres à circonscrire chaque viscère, a reçu la forme qui lui était propre.

Ce même développement se continuant toujours par des applications graduées et successives de ces parties concressibles , entre les lames réticulaires qui doivent constituer chaque organe , chacun d'eux prend la forme qui lui est propre, acquiert le degré de solidité et la force nécessaire à la fonction à laquelle la nature l'a destiné.

Dans l'intention que cet embryon ne fût pas une masse molle et informe, privée du mouvement nécessaire pour parvenir au but auquel il doit atteindre, la nature a destiné et organisé une partie de ce tissu réticulaire d'une telle manière , qu'il pût recevoir une quantité plus considérable et indéterminée de la substance concrète excrémentitielle capable de lui donner de la solidité, et par là de prêter des points d'appui aux parties molles dans l'exécution des mouvements nécessaires à l'existence. C'est ce tissu réticulaire qui forme le périoste, et qui, consolidé par elle, constitue les os. Ce travail est celui que l'on nomme ossification.

L'on voit ainsi que la nature a usé de plusieurs moyens pour mettre la matière concrète hors du torrent de la circulation. Il y en a trois principaux : l'épaisissement général et gradué de toutes nos parties lorsque leur développement est terminé, l'ossification, et la régénération de l'épiderme. L'on pourrait encore considérer les reins comme un des moyens dont la nature se sert quelquefois pour chasser la matière concrète hors de la circulation; mais cette voie d'expulsion n'est que momentanée, elle est une excrétion critique, et n'a ordinairement lieu que dans le cas de surabondance. Suivons ces trois moyens d'excrétion.

Avant de parvenir au degré nécessaire pour former l'épaisissement complet et général de toutes nos parties, que le cours des années entraîne avec lui, cette substance introduite dans les interstices dés mailles du tissu réticulaire dont nous sommes formés y adhère. C'est par cette application successive que tous nos organes se développent, qu'ils prennent de la force pour suffire aux fonctions auxquelles ils sont destinés, et pour résister à l'action d'un mouvement imprimé vigoureusement et d'une manière continue. Mais aussi leur développement une fois terminé, nous voyons qu'avec le laps des ans, par cette application successive, toutes nos membranes s'épaississent, prennent de plus en plus de la solidité, et finissent par acquérir cette rigidité qui ralentit d'abord, ensuite altère le jeu de nos organes, et dérange les sécrétions. Ce désordre, en empêchant nos fonctions de s'exécuter, nous conduit graduellement à notre terme.

L'on voit par là qu'une portion de la substance concrète, lors de son expulsion hors du cours de la circulation, est employée à une fonction utile ; mais en suivant sa marche, nous sommes aussi convaincus que si cette petite portion a été utile au développement et à l'entretien de nos organes, elle le devient encore sous un autre rapport, lors même qu'elle entraîne notre destruction ; puisque par elle nous remplissons le grand but de la nature, qui est la successibilité des êtres pour la conservation des espèces.

Passons à l'ossification, qui est encore un moyen d'excrétion de la substance concrète hors de la circulation.

L'ossification est le développement de la partie du tissu réticulaire destiné à recevoir la substance concrète excrémentitielle, par laquelle il doit acquérir la consistance propre à former les os ; ce tissu destiné à cette fonction, ainsi que nous l'avons déja énoncé, est connu sous le nom de *périoste*.

Dans l'embryon, chaque partie mollasse du tissu réticulaire destiné à former chacun des os, existe avec la forme qu'il doit avoir après son développement. Alors, sur chacun d'eux, il se fait un ou plusieurs points d'épanchement de la matière concrète. Chaque point devient un centre de résistance auquel d'autres parties concrètes viennent se joindre, et ainsi de proche en proche par leur réunion, l'ossification s'étend dans toute l'étendue du périoste propre à chaque os.

Pendant tout le cours de la vie, cette membrane se régénère sur la surface des os, à mesure que son tissu se trouve aggloméré dans la masse concrète qu'elle épanche et qu'elle applique extérieurement sur leurs surfaces déja consolidées. L'on pourrait dire ici que le périoste est un émonctoire continuel par lequel la nature se débarrasse d'une portion des parties solides et concrètes, et que, sans cette fonction qu'il remplit jusqu'au dernier moment de la vie, elles se répandraient sans doute trop rapidement et avec trop d'abondance dans le tissu de nos organes mobiles dont elles gêneraient et détruiraient l'action.

Le cal qui se forme après les fractures, nous démontre la facilité et l'abondance avec lesquelles le périoste fait la sécrétion, puis épanche la substance concrète : il ne faudrait cependant pas croire que dans l'état sain elle y fût déterminée et transportée avec la même rapidité et la même abondance. La nature sans doute, dans cette circonstance fâcheuse, afin de rétablir le désordre survenu par la fracture, y porte au plutôt cette masse concrète surabondamment. Mais il est bon de remarquer aussi, que l'on ne voit point alors dans le trouble occasionné par la fracture, que le périoste

irrité applique successivement chaqne molé-
cule dans son ordre naturel, puisque l'on ne
retrouve dans la matière du cal ni la symétrie
ni l'organisation que l'on observe dans la substance propre des os, et qu'au contraire elle
ne démontre qu'une agglomération informe de
cette substance concrète et solide destinée à
former les os.

Après avoir considéré l'épaississement général et gradué de toutes nos parties comme une
des voies par lesquelles la nature expulse la
matière concrète hors du torrent de la circulation, et après avoir suivi la marche de l'ossification, il me paraît démontré que ces deux
moyens d'expulsion doivent être insuffisants
pour fournir une excrétion aussi abondante
que celle qui doit avoir lieu. Je pense donc que
c'est ici l'occasion d'exposer mon opinion sur
le troisième moyen d'excrétion que la nature
emploie ; elle me paraît démontrée et prouvée
par quelques faits. Puisque la goutte est le produit de la surabondance de la matière concrète,
et le résultat de sa présence ou de son aberra-
tion sur différentes parties, la médecine doit
fixer toute son attention sur les moyens qui
pourraient favoriser son excrétion, afin d'obte-
nir l'expulsion la plus abondante possible de
cette substance.

J'ai déja énoncé la formation de l'épiderme

comme un émonctoire de la matière concrète. Suivons cette idée.

La substance concrète introduite dans notre organisation par les aliments, doit avoir des organes excrétoires bien puissants et bien multipliés, pour en expulser une masse aussi considérable que celle qui est absorbée journellement, si l'on considère combien est grande la quantité qui doit résulter de la décomposition du chyle ; car, quand même le chyle en contiendrait le moins possible comme partie intégrante, si l'on observe quelle masse immense doit résulter de cette absorption répétée tous les jours, et à plusieurs reprises chaque jour, pendant une longue suite d'années, l'on ne peut se refuser à croire que le résultat de cette masse solide et concrète n'outre-passât de beaucoup notre volume.

Dans l'embryon, le sang de la mère fournit à ses fonctions : dès l'instant où il vit par lui-même, la nutrition doit y suppléer et avoir sur lui la même action ; de même qu'alors le sang de la mère agit sur tous les points de la surface de son corps, la nutrition doit y faire la même opération. C'est donc là qu'il faut reconnaître l'organe excrétoire qui sert à expulser les parties solides à mesure qu'il s'en introduit de nouvelles, puisque sans lui elles ameneraient bientôt la cessation totale de nos fonctions ; il faut ne le reconnaître aussi qu'à l'extérieur, puisque ce ne peut être que par l'extérieur qu'elles puissent être mises hors de la circulation, dans la juste proportion de leur intromission.

A l'extérieur je trouve l'épiderme, examinons ce que c'est.

L'épiderme est un corps solide qui me semble n'être qu'une scorie expulsée au-dehors comme nuisible au tissu de nos organes. Il est insensible. Ne jouissant pas du sentiment qui est la qualité et la faculté la plus caractéristique de la vitalité, il ne peut être considéré que comme substance excrémentitielle.

Il est vrai que dans cette circonstance, la nature, toujours économe dans ses moyens, n'a pas voulu que cette substance devînt inutile. Alors elle l'a organisée de telle manière que, par sa solidité, il défend du contact extérieur toutes les parties qu'il recouvre; par lui, les papilles nerveuses sont protégées, et leur trop grande sensibilité est amortie; en s'interposant entre elles et les corps extérieurs, il nous met à même d'apprécier tranquillement et avec plus de justesse les diverses sensations par lesquelles nous pouvons reconnaître et leur existence et quelques-unes de leurs qualités. Il est criblé d'une quantité innombrable de pores, les uns absorbants, pour donner passage aux différents fluides, qui de l'extérieur, pénètrent tout notre être afin de le vivifier ; les autres, en aussi grande quantité, sont exhalants et propres à nous débarrasser de tous les fluides qui, ayant perdu leur caractère vital, sont devenus excrémentitiels, et qui, par cela même, nous deviendraient nuisibles.

Cet épiderme se régénère facilement et très-rapidement ; les légères écorchures que l'on se fait le prouvent. Les phlictênes produites artificiellement, que l'on enlève et qui en peu de jours nous présentent un nouvel épiderme, le démontrent aussi. La poussière dont se chargent les vêtements de laine que l'on applique sur la peau, nous indique que par le frottement continuel qu'ils y exercent, il en a été détaché une très-grande quantité. Les taches que l'on produit sur l'épiderme, par le moyen de quelques teintures, et qui disparaissent graduellement en peu de jours, sont une preuve que, par l'agent universel qui touche et altère toutes les surfaces, une couche de l'épiderme est continuellement usée, et aussitôt remplacée par une autre.

D'après ces considérations, la raison qui, d'un côté, me dit qu'en supposant la moindre quantité possible de substance solide et concrète, formant partie intégrante de la matière nutritive, introduite journellement dans le sang pendant une longue suite d'années, son volume et son poids deviendraient énormes, si elle n'était continuellement chassée au dehors, la difficulté de trouver autre part qu'à l'extérieur un organe excrétoire qui l'expulse ; la connaissance généralement acquise de l'effet produit sur toutes les surfaces par un agent externe qui les atteint, qui les altère et qui les détruit : de l'autre côté, cette régénération si prompte de l'épiderme qui remplace celui qui se détruit ; cette destruction si rapide, qui empêche que ses couches successives ne lui donnent une épaisseur et une consistance qui contrarieraient l'exercice des fonctions auxquelles il est destiné ; la poussière qui résulte du frottement immédiat d'un vêtement de laine sur la peau ; la macération de la couche extérieure de l'épiderme, qui permet qu'on le détache si aisément en grande masse, en le frottant après l'avoir humecté ; la disparition rapide et spontanée des taches dont il est empreint; toutes ces circonstances me prouvent, 1° que l'épiderme est le résidu nécessaire de la plus forte portion de la masse solide et concrète introduite dans le sang; 2° que sa régénération constante, par couches successives, est un moyen d'excrétion suffisant dont la nature se sert pour prévenir son accumulation trop rapide et trop considérable.

Dans l'état sain, la régénération habituelle

de l'épiderme, l'augmentation réelle quoique insensible de la substance osseuse, et l'épaississement graduel de toutes nos parties, suffisent à l'excrétion journalière de la substance concrète, préviennent son excès, et s'opposent aux accidents qui en résulteraient. Mais si, par abus dans le régime, relativement à la nature ou à la quantité des aliments, ou si, par quelque vice dans l'organisation des pores absorbants qui agissent directement sur la masse alimentaire soumise à leur action, il y a surabondance de matière chyleuse, ou bien un chyle mal élaboré, cette matière excédante ou hétérogène parcourra tous les points de notre être, et parviendra à tous nos organes, sans avoir les qualités requises pour être employée à aucune fonction. Par ces flux et reflux continuels et répétés dans le cours de la circulation, il s'opérera une espèce de coction qui, après un temps déterminé, achevera la décomposition de cette substance surabondante, et opérera en définitif le développement de la matière concrète. Alors cette matière concrète excédante, devenue excrémentitielle du moment où elle cesse d'être partie intégrante d'une de nos humeurs, mise à nu ou mixturée seulement avec les autres parties qui les composent, sera en vain portée avec elles vers tous les points excrétoires, par lesquels elle ne pourra être éliminée; et c'est alors que, se dirigeant plus particulièrement vers le périoste dont l'organisation est spécialement destinée à admettre la substance concrète, elle atteindra les articulations. Tout aussitôt elle y sera fixée, et elle y produira la maladie connue sous le nom de *goutte*, dont nous avons donné la description.

Il ne faut pas perdre de vue que, tant qu'elle est combinée avec les substances chyleuses dont elle fait partie intégrante, elle ne présente pas aux sensations cette impression graveleuse que lui donne son développement après la décomposition qui la met à nu; mais il est bon d'observer aussi que souvent elle présente cette impression, lorsqu'après son développement elle n'est que faiblement mixturée avec nos autres humeurs, et que sa séparation peut s'opérer par les plus légères circonstances.

D'après ces réflexions, il me semble raisonnable de reconnaître une matière concrète pour cause matérielle de la goutte, puisque la masse de substance crayeuse qui s'épanche, se durcit entre les lames osseuses des articulations, et les tuméfie lorsqu'elles ont été atteintes de cette maladie, le prouve, et que les nodosités blanches et crayeuses qui parfois sont si considérables qu'elles percent la peau lorsqu'elles se multiplient aux doigts des mains, le démontrent aussi.

Ces observations, en fixant notre attention sur les phénomènes qui s'offraient à nos yeux, nous ont fait remonter à l'origine de cette substance. Nous avons reconnu qu'il y a une matière introduite dans le sang; qu'elle forme partie intégrante du chyle qui suit le cours de la circulation afin de parvenir au point où s'opère la nutrition : ensuite nous avons regardé comme démontré, que la masse de substance concrète introduite, accumulée pendant une longue suite d'années, anéantirait à la fin toutes nos fonctions, et avant l'époque fixée par la nature, si, à mesure qu'elle est absorbée, elle n'était, dans la juste proportion, éliminée par une voie excrétoire.

Ce sera donc dans l'équilibre parfait entre son introduction et son expulsion, que l'on devra reconnaître l'état de santé. Mais dès que par une cause quelconque l'équilibre sera rompu, et que l'excrétion de la matière concrète, soit avant, soit après son développement, ne sera plus en proportion avec son absorption journalière, ce sera de cet état de choses que naîtront les accidents propres à cette maladie.

D'après cela, nous allons passer en revue les diverses causes qui peuvent en occasionner l'excès, et ce seront ces différentes causes que l'on pourra regarder comme causes occasionnelles de la goutte.

Celles dont je vais m'occuper tiennent à telles ou telles dispositions momentanées des organes et des sucs digestifs, produites par des circonstances étrangères à leur état habituel. Mais il en est une constante chez plusieurs sujets; c'est une organisation individuelle que l'on reçoit en naissant, particulière à eux, et une disposition dans les sucs gastriques, qui résulte de cette organisation, telles que par leur concours, la substance chyleuse, à l'instant même de sa formation, se trouve surchargée de parties grossières, contenant surabondamment la substance concrète ou goutteuse. Ces premières dispositions peuvent être prévenues; celle-ci peut quelquefois seulement être tempérée par des moyens analogues, mais jamais détruite.

Nous avons reconnu qu'il est impossible de concevoir que la matière solide ou concrète puisse pénétrer dans nos humeurs par d'autres voies que par celles de la digestion. Les aliments seuls en seront donc la source : ainsi nous devons porter toute notre attention sur les circonstances qui accompagnent la formation et la distribution du chyle, et sur celles qui peuvent le rendre nuisible, soit par sa quantité, soit par ses qualités.

Le chyle peut ne pas jouir de toutes les qualités nécessaires pour que l'acte de la nutrition achevée, sa totalité ait été utilement employée, et qu'il n'en reste pas de parties excédantes ; il peut pécher aussi par la quantité, si l'absorption en a admis une masse trop considérable.

Lorsqu'une masse alimentaire trop abondante parcourt les voies de la digestion, elle présente une surface étendue dans la même proportion : il y aura donc absorption sur un plus grand nombre de points ; mais cette absorption étant à-peu-près la même sur chaque point, et les points étant plus multipliés, la masse introduite ne sera plus dans la proportion seulement utile : de là, excès. Le même excès pourra aussi exister, si une masse d'aliments, même modérée quant à la quantité, donne lieu, par sa fréquence, à une absorption des pores absorbants trop répétée et trop long-temps continuée.

La nature des aliments soumis à la digestion peut aussi présenter aux voies absorbantes des qualités diverses ou vicieuses et qui influeront sur celles du chyle. Les aliments non fermentés, ceux qui sont gluants, visqueux, qui sont difficilement pénétrés par les sucs gastriques et intestinaux, et qui, par conséquent, digèrent avec peine, doivent introduire un chyle surchargé d'une plus grande quantité de parties solides. Enfin, un chyle mal élaboré, dont les parties intégrantes faiblement combinées ont peu d'adhérence entre elles, et se décomposent

facilement, présente aussi les mêmes inconvé-
nients. Les boissons qui contiennent des parties visqueuses , acerbes , celles qui sont pe-
santes, les bières fortes , les eaux surchargées
de sélénite, doivent encore produire les mêmes
effets.

Si le chyle, par la quantité ou par la qualité de la masse alimentaire soumise à l'action
des pores absorbants, peut manquer du degré
de perfection nécessaire, et d'où il résulte excès
de matière concrète, il arrivera que la disposition saine ou maladive des pores absorbants,
celle des organes auxquels ils aboutissent, leur
relâchement capable de laisser pénétrer des substances crues et hétérogènes, qui auraient dû
suivre les résidus de la digestion, leur inaction
ou leur action trop vive influeront aussi sur
son introduction déréglée. De même, si une
masse excessive d'aliments offre à l'action des
pores absorbants un travail non interrompu et
fatigant pour la délicatesse de leur organisation,
l'élaboration du chyle sera imparfaite.

Ainsi, d'après les variétés infinies que peuvent nous offrir les diverses causes de l'altération du chyle, dont nous venons seulement
d'indiquer les plus générales, nous ne devons
pas être surpris de rencontrer plusieurs circonstances où il entraînera et versera dans la
circulation des parties grossières. Nous devons

croire que toutes les fois qu'il se passera une action vive et étrangère au travail calme des organes absorbants, il arrivera que le chyle sera surchargé de la partie grossière des aliments dans une proportion nuisible à l'état de santé.

Le chyle mal élaboré et surchargé de matières grossières et concrètes, une fois absorbé et traversant les vaisseaux lactés, n'offre encore aucun signe de son caractère délétère. La nature n'a sans doute pas voulu donner à ces organes une sensibilité telle qu'ils fussent continuellement affectés par la grande variété des substances qui les parcourent aussitôt leur absorption de la masse alimentaire ; ils en eussent été trop fréquemment irrités. D'ailleurs, dans l'état où le chyle se trouve alors, la matière concrète est cachée et enveloppée par une vraie combinaison avec toutes les autres substances qui le constituent ce qu'il est, et elle n'a pas encore contracté ce caractère nuisible qui la distingue aussitôt qu'elle est mise à nu. C'est dans cet état de combinaison que, parvenue dans le sang où elle est portée, elle suit le cours de la circulation, sans procurer aucune sensation pénible.

Nous avons fait remarquer que dès que le chyle est mélangé avec le sang, après une suite de circulations répétées, chaque organe et chaque point où s'opère la nutrition, s'approprie la quantité de cette substance, qui a déja acquis un principe d'animalisation, afin de l'employer aux fonctions auxquelles la nature l'a destiné ; mais la partie excédante, s'il en existe, soit à cause de sa masse, soit à cause d'un caractère qui ne convient à aucune sécrétion, devenue excrémentitielle, ne continue pas moins d'être entraînée et de suivre le cours de la circulation. Dans cet état, elle parvient avec le sang sur tous les points de notre individu, mais sans pouvoir en être éliminée. Enfin, par des circulations très-réitérées, cette partie excédante, qui n'a pu servir à la nutrition, et de laquelle nos organes n'ont pu faire aucune sécrétion ni excrétion, éprouve à la fin une sorte de coction, que l'on pourrait plutôt regarder comme une vraie décomposition, qui développe et met à nu la portion concrète.

Nous avons déja observé la marche de la nature dans la dispensation de la matière solide et concrète, lorsque rien ne la dérange, et qu'elle parvient tranquillement aux organes excrétoires destinés à telle ou telle fonction. Il me paraît maintenant utile d'observer ce que devient cette même substance concrète, lorsque, par une des circonstances qui viennent d'être indiquées, elle est introduite surabondamment dans notre organisation. Cette matière excédante, portée sur les articulations, produit la goutte ; mais elle donne aussi lieu à une foule innombrable d'accidents différents, en se jetant sur divers organes ; et suivant les parties qu'elle affecte, les symptômes qu'elle produit, quoiqu'ils ne puissent pas entrer dans la description de cette maladie dont ils ne sont point signes caractéristiques, sont encore la goutte, puisque la même cause les produit. C'est alors que souvent ces accidents sont considérés comme des complications de la goutte.

Je vais maintenant exposer la série des symptômes qui précèdent et accompagnent l'intussusception d'un chyle cru ou trop abondant ; de ceux qui dérivent de son intromission dans le cours de la circulation ; ensuite de ceux qui leur succèdent, produits par le travail de sa décomposition ; enfin de ceux qui sont le résultat du développement et de la présence d'une substance graveleuse et concrète sur divers points de notre organisation. Par là nous aurons le complément des symptômes qui caractérisent la goutte, soit dans son principe, soit dans son état, soit dans ce que l'on appelle ses complications.

C'est à la suite d'une digestion pénible, d'un excès quelconque dans le régime, ou d'une mauvaise disposition dans les voies digestives, produite par toute cause accidentelle capable de troubler l'action des pores absorbants, que les accidents caractéristiques de la goutte se font ordinairement sentir. Il m'a paru aussi que c'est le plus souvent dans le coûrs du deuxième jour qu'ils se manifestent. Cela m'a donné lieu de conjecturer qu'il faut apparemment cet intervalle de temps pour opérer une espèce de coction des substances crues et indigérées, ainsi que pour achever complètement leur décomposition, d'où résulte le développement de la matière goutteuse.

Commençons par les symptômes qui accompagnent leur introduction dans le cours des voies digestives : ils sont gastriques et intestinaux.

Quoiqu'ils soient communs à beaucoup d'autres maladies, comme ils existent aussi d'une manière très-marquée chez les goutteux, et que chez eux ils sont précurseurs des crises goutteuses, j'ai cru nécessaire de les indiquer avant de suivre la marche du chyle dans le torrent de la circulation, et de décrire les symptômes qui en sont la suite. Ces accidents sont produits par la présence des substances soumises à l'absorption dans le cours des voies digestives. Ils sont très-rapides dans leur marche.

L'excès de ton ou de faiblesse dans les organes où règnent les orifices des pores absorbants ; les sucs gastriques, trop visqueux et sans action, ou acrimonieux, donnent naissance aux symptômes suivants.

S'il y a excès de ton, lors du passage des aliments dans les voies de la digestion, aussitôt l'on éprouve plus ou moins vivement la sensation d'un contact rude et incommode, quoique non douloureux, qui parcourt avec la masse alimentaire divers points du bas-ventre, et qui cesse assez promptement. Cette sensation invite à faire usage de beaucoup de liquides, sans doute afin de la rendre plus douce.

S'il y a excès de faiblesse, l'on éprouve d'abord un sentiment de pesanteur à la région épigastrique, qui s'étend sensiblement dans tout le bas-ventre, ensuite une espèce de fermentation accompagnée d'une tension générale de toute sa capacité, une lassitude universelle, quelques borborismes : si le tempérament du malade est plus habituellement relâché, il survient des évacuations molles et incomplètes qui ne soulagent pas les entrailles; si, au contraire, il est constipé par suite du défaut de ton et par la faiblesse des intestins, il y aura des points de douleur assez aigus provenant du développement des flatuosités qui ne trouvent pas de moyens d'expulsion. Cet état d'angoisse se prolonge tant que dure la digestion, et laisse après lui une grande fatigue.

Si les sucs gastriques visqueux, sans action

ou en quantité insuffisante, avant de les pénétrer de ce principe qui leur est propre, et
par lequel s'opère un commencement d'animalisation, laissent le temps aux matières alimen-
taires soumises à la digestion, de prendre un
degré de fermentation qui détruise en partie
les substances nutritives qu'ils contiennent et
en altère les qualités, il survient une chaleur
très-vive, sur-tout au visage, ensuite un froid
léger qui parcourt tout le corps, des borborismes accompagnés souvent de flatuosités fé-
tides, une sensibilité assez forte qui se pro-
nonce sur différents points du bas-ventre, et
des évacuations abondantes d'une odeur fade.
Si les sucs gastriques sont acrimonieux, ces
symptômes sont accompagnés de coliques quelquefois très-violentes, de selles peu abondantes
et fréquentes dont l'odeur est âcre et piquante,
et quelquefois de tenesme.

A peine à la suite des accidents gastriques
et intestinaux, ce chyle ne jouissant pas de
toutes les qualités utiles, est-il introduit, que
l'on éprouve aussitôt une espèce de constriction universelle, qui semble être le prélude d'un
froid qui voudrait se prononcer; mais ce n'est
pas ordinairement du froid qui succède à cette
constriction, c'est souvent une chaleur interne,
quoiqu'avec l'extérieur que comporte la tempé-
rature dans laquelle l'on se trouve. Cette cha-

leur est interrompue par de légères impressions de froid, qui disparaissent promptement. Le pouls alors devient petit, serré, profond, inégal ; une lassitude générale se fait sentir, et l'anxiété universelle assez souvent détermine une extension fréquente de tous les membres. Ces symptômes, quoique communs à plusieurs autres maladies, ne sont pas moins chez les goutteux des signes précurseurs de la goutte ; car il est rare que plusieurs des accidents décrits n'en préludent pas les accès d'une manière plus ou moins sensible.

A cet état, chez eux, en succède immédiatement un autre, qui tient sans doute au travail de la décomposition par lequel s'opère le développement de la matière goutteuse : sous ce rapport, l'on pourrait alors regarder comme symptômes propres de la goutte les accidents suivants.

Le pouls aussitôt change de caractère, il devient élevé, dur, fort, mais régulier. En même-temps il survient des douleurs prononcées tantôt légères, tantôt vagues et aiguës, qui parcourent tout le corps, en imprimant sur chaque endroit où elles se prononcent plus particulièrement, un même caractère, une même sensation, et qui semblent souvent vouloir se fixer sur différents points successifs, sans cependant s'arrêter encore sur aucun. Le malade, dans ce premier instant éprouve une chaleur très-marquée qui n'est ni universelle, ni constante ; l'on croirait que cette chaleur va être suivie de sueurs, mais n'étant pas généralement assez soutenue, elles ne peuvent s'établir. Cette position continue tant qu'existe le travail du développement.

Lorsqu'il est terminé, que la partie concrète est mise à nu, et que dans cet état graveleux elle fait sentir sa présence, la fièvre se déclare, la peau devient ardente, et le pouls, en conservant le même caractère de dureté, de force et de régularité, s'élève et s'accélère considérablement. Les douleurs augmentent d'intensité ; alors elles se fixent le plus fréquemment sur un point ; d'autrefois sur plusieurs, soit conjointement, soit successivement ; ensuite elles deviennent lancinantes, très-aiguës, et elles présentent la sensation d'un corps étranger et piquant ; à cette période les parties où siége la matière goutteuse se tuméfient, s'enflamment, rougissent, et les douleurs alors deviennent souvent intolérables, sur-tout si elles se mêlent et se compliquent avec celles de l'inflammation, qu'occasionne constamment la présence de cette matière graveleuse.

Si cette matière est portée sur quelque partie interne ou sur quelque viscère, les accidents les plus fâcheux se manifestent aussitôt, à cause

de la lésion qu'elle opére dans une organisation dont le tissu est très-délicat ; à cause du
désordre dans les fonctions ; à cause de la fièvre
qui prend plus d'intensité ; et enfin, à cause
de l'irritation universelle qui en est la suite. Les
accidents deviennent infiniment plus fâcheux
et dangereux, si les fonctions vitales sont affec-
tées. Si c'est sur le cerveau que la matière concrète est poussée, il en résultera une apoplexie
foudroyante. Lorsqu'elle stagne sur les nerfs
optiques, les yeux sont à l'instant frappés de
goutte séreine ; si c'est sur le foie, il se décla-
rera un ictère subit et inflammatoire ; si c'est
sur les poumons, des péripneumonies de différentes espèces, à raison des dispositions individuelles des sujets, etc. Il n'est pas nécessaire d'indiquer chacun des organes qu'elle peut
atteindre, pour que l'on puisse juger et prévoir
sous quel genre de maladie elle peut se mon-
trer, et quels sont les symptômes auxquels elle
peut donner naissance.

Je suis convaincu qu'il est un nombre infini de
maladies aiguës dont on cherche les causes, dont
on ignore l'origine, telles que les apoplexies,
les fièvres cérébrales, les affections convulsives
du cœur, les douleurs subites et violentes de
quelque viscère, le *cholera morbus*, des péripneumonies, etc, qui n'ont pour cause que le
passage rapide sur quelque organe de substances

hétérogènes contenant une trop grande quantité de matière concrète non développée, qui n'ayant pu être éliminées avant leur décomposition et son développement par les voies ordinaires et communes à toutes les humeurs morbifiques, divaguent sur divers organes et s'y fixent momentanément. Je ne doute pas non plus qu'après son développement la matière concrète mise à nu, en passant sur les mêmes organes, ne rende ces maladies mortelles, surtout si, dans le premier moment, l'on ne peut pas parvenir par les moyens qui seront ci-après indiqués, à lui faire franchir les obstacles qui se présentent à son passage.

Les substances qui fournissent la matière goutteuse, une fois introduites, si leur développement se fait en masse ou par portions successives, à des intervalles de temps plus rapprochés ou plus éloignés, elles produiront des accidents différents. Si elles sont introduites et développées en masse, et qu'aussitôt elles se subdivisent de manière que chaque portion divisée ne soit pas assez considérable pour surcharger et fatiguer aucune partie, chaque petite fraction donnera une impression de douleur qui sera passagère, qui n'aura encore aucun caractère bien prononcé, et qui se fera sentir sur autant de points qu'il y en aura où elle éprouvera un peu de résistance. Si, développées en

masse, elles se subdivisent en fractions considérables, il y aura autant d'accès de goutte qu'il
y aura de points où chaque portion divisée
pourra parvenir. La force de chaque crise, sa
durée et l'époque où elle se fera sentir sur
chaque point, dépendra de sa masse plus ou
moins forte; de la plus grande sensibilité de
l'organe affecté, et des circonstances qui favo-
risent plus ou moins rapidement la stase de la
matière concrète. Si les substances qui fournissent la matière goutteuse sont introduites
par portions divisées et décomposées à des
intervalles de temps peu rapprochés, les accès
de goutte seront légers et se renouvelleront à
raison de l'époque où elles auront pénétré
dans le torrent de la circulation, abstraction
faite des diverses circonstances qui peuvent
accélérer ou retarder la coction ou décomposition des substances surabondantes ou mal éla-
borées, qui donnent lieu au développement de
la matière propre à causer la crise.

Si, introduite, développée rapidement et en
masse considérable, elle s'arrête sur un point
unique, la résistance étant en raison de l'effort
qui la pousse et du volume qui se présente,
il y aura une crise très-forte, et elle sera d'autant plus violente que l'inflammation qu'elle
produira nécessairement sera plus considérable
et arrivera plus rapidement.

Cette substance concrète surabondante, mise à nu et portée avec le sang entre les interstices des mailles dont le tissu de nos organes est composé, s'épanche par-tout où elle peut pénétrer. La multiplicité de petites douleurs passagères que journellement l'on éprouve, et dont presque toujours on ignore la cause, en sont sans doute le résultat. Il est rare que dans cet état de grande division elle soit assez abondante sur chaque point pour y laisser des marques visibles de sa présence, mais je suis persuadé qu'après plusieurs récidives sur les mêmes points elle cause dans le tissu où elle avait déja séjourné, un épaississement des membranes, qui sert de noyau aux engorgements et aux obstructions qui en sont une suite ordinaire. Je crois enfin que les endurcissements que l'on observe sur diverses parties, que les ossifications qui se forment sur quelques points dans les membranes, sont dus à des récidives trop fréquentes du passage d'une infiniment petite portion de matière concrète ou goutteuse sur ces parties.

J'ai vu, chez un goutteux mort des suites de palpitations habituelles, la base de l'aorte ossifiée présentant à sa naissance un anneau osseux de toute sa circonférence, épais de plus d'une ligne, et large de deux lignes et demie. J'ai vu deux fois des points osseux présentant l'aspect d'un centre d'ossification, l'un à un travers de doigt de la naissance de l'artère pulmonaire, l'autre à sa base. J'ai vu la dure-mère avoir aussi des points d'ossification. Ces accidents assurément ne sont autre chose que l'extravasation entre des lames membraneuses d'une portion de matière concrète qui divague, se fourvoie, s'épanche, et se durcit à l'endroit qui lui offre un obstacle insurmontable. L'on pourrait croire que cette matière, dans ces circonstances, a trouvé une résistance au-dessus de la force expulsive qui l'a portée en avant, ou qu'elle a été trop abondante, ou que la décomposition qui l'a mise à nu, s'opérant trop loin de son organe excrétoire, elle ne suit plus sa destination naturelle, se porte indistinctement et s'arrête sur tous les endroits où elle a pu pénétrer. Cette même substance concrète est quelquefois portée par un mouvement critique vers les reins. Si toute sa masse n'en est pas entraînée par les urines, elles s'y ramassent, et ses parties réunies donnent naissance aux concrétions plus ou moins volumineuses qui se rencontrent soit dans la vessie, soit dans les reins.

Chez un homme qui avait éprouvé anciennement des douleurs vagues, que l'on avait crues rhumatisantes, j'ai trouvé un rein qui avait trois fois son volume ordinaire, contenant des ramifications d'une concrétion calcaire, formées par la matière concrète. Elles remplissaient tout son bassinet, avaient pris sa forme, et se ramifiaient pour atteindre chaque mamelon. L'autre rein avait aussi différents morceaux des mêmes ramifications, mais ils n'étaient pas de même réunis pour ne faire qu'une seule et même masse.

Il est bien difficile de saisir les nuances qui indiqueraient affirmativement que de semblables accidents ont pour cause la matière goutteuse, lorsque rien n'a démontré que les malades fussent d'un tempérament goutteux. Mais s'ils ont été reconnus tels par des symptômes non équivoques, en y retrouvant la même matière concrète qui s'extravase aux extrémités articulaires, il est à présumer que, si par la fréquence du retour de cette matière goutteuse, sur une partie, des membranes en ont été ossifiées, toutes les fois que la goutte traversera quelque viscère ou quelque organe, d'abord elle y laissera seulement quelques traces légères et invisibles de son passage; mais que si ce transport se réitère à plusieurs reprises, ces traces, d'abord invisibles, augmenteront sensiblement, et que de là naîtront des engorgements, des obstructions, des duretés qui peuvent devenir squirreuses, et même des principes d'ossification accompagnés de tous les symptômes extraordinaires auxquels ils pourront donner naissance.

Nous avons examiné cette substance entraînée dans le cours de la circulation, et nous avons remarqué que sa présence donne lieu à une foule de symptômes, en traversant les parties molles de notre organisation. Il est maintenant utile de suivre sa marche, pour connaître ce qu'elle devient encore.

Cette matière concrète surabondante, étant excrémentitielle, et ne pouvant être employée à aucune des fonctions utiles que nous avons indiquées, ni être complètement chassée hors de la circulation, divague par-tout; quelques portions atteignent les parties du périoste les plus voisines du point où s'est terminé le développement qui l'a mise à nu. Comme cette membrane est spécialement destinée à recevoir la partie solide qui forme les os, cette partie concrète, naturellement s'y fixe, mais en même temps la surcharge et l'irrite. J'ai fait observer, dans le cas de fracture, l'abondance avec laquelle l'irritation du périoste, pour former le cal, fait affluer la matière solide qui sert à l'ossification. Cette portion qui surcharge le périoste aussitôt qu'elle l'a atteint et qu'elle s'y est fixée, par l'irritation qu'elle y cause, y fait affluer une plus grande masse de matière concrète; alors elle s'insinue tumultueusement entre ses lames, vers les extrémités articulaires des os où elles sont plus écartées, elle les rompt, elle s'y extravase, en augmente le volume, et y excite de l'inflammation, ainsi que dans toutes les parties environnantes.

Cette matière goutteuse, en s'extravasant sur les surfaces articulaires, altère le tissu lisse et poli dont elles sont recouvertes, ce qui gêne leur mouvement, et le rend très-douloureux. Lorsqu'elle s'y répand trop abondamment, ou bien dans les capsules articulaires, son endurcissement le détruit complètement. L'inflammation suit ordinairement ce désordre, mais la fièvre qu'elle produit est un moyen curatif que la nature emploie ; elle se détermine alors à user de l'universalité de ses ressources pour expulser, par une voie particulière, une substance étrangère aussi destructive que cette matière concrète et graveleuse. On voit souvent dans ces circonstances que simultanément, par la fièvre, s'opère la coction, ensuite la dépuration de toute la masse dont chaque fraction eût déterminé une crise séparée; puis les urines qui, dans les maladies, sont le véhicule le plus abondant pour entraîner au dehors une masse considérable des substances nuisibles que la nature, par un mouvement critique, a dépurées de nos humeurs, se chargent du transport de la totalité de cette matière goutteuse. C'est en l'éliminant qu'elle prévient une suite d'accès de goutte, qu'une masse aussi abondante que celle qu'elle entraîne eût immanquablement occasionnée, chaque fois qu'une nouvelle portion de cette matière eût été mise à nu dans le cours de la circulation. Aussi remarquons-nous qu'une émission d'urine, abondamment chargée de la matière goutteuse, termine complètement les accès de goutte.

Nous avons passé en revue les circonstances qui donnent naissance aux causes occasionnelles de la goutte : en suivant leur marche, nous avons reconnu qu'elles produisent une substance dure, solide et concrète, qui en est la cause matérielle. Maintenant tâchons de remonter à celles qui déterminent vers quelques parties le transport de cette substance mise à nu ; et s'il en est qui changent sa direction naturelle, ces circonstances seront les causes déterminantes de la goutte.

Les substances chyleuses, entraînées dans le cours de la circulation, deviennent étrangères dès que, par une des causes que nous avons énoncées, ou telle autre, elles ne peuvent être employées à remplir quelque fonction : par cela même, elles doivent nécessairement être expulsées comme substances excrémentitielles et hétérogènes à nos humeurs. Il est reconnu que les évacuations alvines sont souvent, et même dans la plupart des maladies, un émonctoire par lequel la nature expulse ces substances morbifiques. Il est aussi reconnu que, pour que cette expulsion ait lieu, elles affluent de tous les points de notre individu dans les intestins où elles doivent être déposées par des pores exhalants destinés à leur élimination ; les substances chyleuses, devenues étrangères, suivent donc la route commune à toutes nos humeurs morbifiques, et c'est par cette opération journalière que nous évitons tous les accidents résultants de notre intempérance. Mais si ces substances, prêtes à atteindre la période nécessaire à leur décomposition, parviennent aux orifices par lesquels elles doivent sortir, et rencontrent dans les intestins, par une des causes occasionnelles qui ont été indiquées, une action absorbante trop vigoureusement prononcée, qui forme obstacle, qui s'oppose à toute expulsion, et qui les fasse refluer dans le torrent de la circulation, leur décomposition s'opérant toujours à son époque déterminée, la matière solide qui résulte de son développement deviendra cause matérielle, et engendrera une crise de goutte. Mais ce qui formera l'obstacle en sera la cause déterminante ; les aliments indigestes ; une digestion forcée qui, par l'abondance et la longueur de l'absorption, suspend le dégorgement des orifices expulsants ; l'usage fréquent des liqueurs spiritueuses ; les vins acerbes, les bierres fortes, et toutes les choses qui produisent le même effet, deviendront causes déterminautes de la goutte.

Le même effet sera produit aussi d'une autre manière par une humidité froide que l'on éprouvera subitement, sans même qu'il y ait surabondance de matière chyleuse pour former substance hétérogène ou morbifique.

Nous avons développé notre opinion sur la formation de l'épiderme, nous l'avons présenté comme étant l'excrétion de la partie solide résultante de la décomposition des substances nutritives sur tous les points de la surface cutanée où elle est plus spécialement portée. Si, au moment où la substance nutritive parvient au point où doit se faire cette excrétion, un froid humide la repercute, et la verse de nouveau dans la circulation, l'époque de la décomposition qui doit mettre à nu la matière goutteuse atteignant sa période nécessaire, cette même partie concrète étant éloignée du point où devait s'opérer cette excrétion se trouvera libre, et divaguant çà et là, elle fera sentir sa présence sur les parties qu'elle atteindra aussitôt son développement, et produira des douleurs de goutte. Le froid humide sera encore une cause déterminante de la goutte : celle-là est très-fréquente. Quelques affections morales vives peuvent encore en être causes déterminantes, mais elles n'agissent pas aussi vivement que celles que j'ai indiquées.

Les accès de goutte qui sont déterminés par l'embarras des entrailles, sont plus violents et ont un caractère plus acrimonieux, à raison de ce qu'ils sont compliqués par une masse d'humeur que la nature chassait comme matière hétérogène ou morbifique ; ceux qui sont le résultat d'une repercussion sont moins violents, d'abord sans doute parce que la matière goutteuse étant repoussée d'un plus grand nombre de points, est plus divisée ; ensuite parce qu'elle n'a point pour véhicule une substance par elle-même déja morbifique.

Après avoir développé quelques idées théoriques sur la nature de la goutte, sur l'action des causes matérielles, occasionnelles et déterminantes, qui donnent naissance aux crises goutteuses, il nous reste à exposer, mais avec beaucoup de réserve, quelques vues sur les moyens de la prévenir, d'en adoucir les accès ; lorsqu'enfin la matière goutteuse pénètre quelque viscère, quelqu'organe sur lesquels son séjour peut la rendre dangereuse, sur les moyens propres à lui faire franchir rapidement l'obstacle qui la fixerait.

Je conviens que la vie d'un homme, entièrement consacrée à leur recherche, serait beaucoup trop courte pour qu'il osât se flatter de parvenir à la découverte d'une méthode sûre pour guérir la goutte ; mais les observations de plusieurs médecins, s'occupant en même temps de cette recherche, sur-tout en leur faisant entrevoir un point fixe et déterminé d'où ils puissent partir, pourront peut-être un jour amener à des résultats plus certains, et conduire à la cure de cette maladie.

J'ai cru être utile en fixant leur attention sur ses causes. Quoique connues et observées depuis un temps immémorial, elles n'ont pas été combattues avec plus de succès, parce que, selon moi, l'on n'a pas remonté à la véritable source de ces causes; j'ai cru l'entrevoir. J'ai réfléchi sur divers phénomènes physiologiques afin de connaître ce qui fournit une substance de cette nature; en me résumant, j'ai reconnu qu'elle est le produit d'une décomposition, et l'excrétion d'une partie excédante des résidus solides introduits dans notre être. J'ai aperçu que la nature les employait utilement à la formation de l'épiderme; ensuite à une consolidation plus considérable des os; puis à l'épaississement graduel et insensible de tous nos organes: Enfin j'ai reconnu que, lorsqu'il y a dans le cours de la circulation excès de substances hétérogènes, dont ces résidus solides forment parties intégrantes, si elles ne peuvent être expulsées avant leur décomposition par les voies intestinales, émonctoire commun à toute substance étrangère qui devient morbifique, elles refluent dans le sang ; que c'est alors que, si leur décomposition s'opère dans le voisinage des os, ce résidu solide produit une goutte bien caractérisée. Si la masse est médiocre, l'accès sera léger ; si la masse est plus considérable, les douleurs seront plus violentes ; mais si elle est portée sur tels ou tels organes, elle produira des accidents variés plus ou moins graves et plus ou moins dangereux, à raison de ce qu'elle affectera tel ou tel viscère dont la fonction influera plus ou moins sur la vie, et dont le tissu plus délicat les rendra plus sensibles et plus irritables.

Je dois concevoir que la crise de goutte, alors existante, est au-dessus de tout moyen curatif. Une fois fixée, dès qu'elle affecte une partie, la présence de cette substance, cause matérielle de la goutte, produit douleur, enflure, inflammation, et ces accidents ne finissent qu'après que la période, nécessitée par les diverses circonstances qui déterminent l'accès, sera parvenue à son terme. D'ailleurs sa solidité, sa fixité, s'oppose à tout déplacement.

Le médecin alors, n'ayant aucune prise sur l'accès confirmé, doit tourner ses vues sur plusieurs circonstances dans lesquelles les secours de l'art seront employés utilement ; elles se réduisent à six principales.

1° Prévenir l'altération et l'abondance des

substances qui engendrent la matière goutteuse, en surveillant à ce que rien n'en dérange l'excrétion, ni ne leur imprime un caractère vicié.

2° Dévier, par le seul organe sur lequel la médecine puisse agir immédiatement, la substance concrète ou goutteuse qui occasionne la maladie, en la rappelant à une fonction qui lui soit propre.

3° Accélérer son passage à travers nos organes mous et mobiles, lorsque l'on n'a pu l'empêcher, et ainsi, en augmentant l'action expulsive, s'opposer à un séjour qui, trop prolongé, y causerait stase et y déterminerait l'inflammation, etc.

4° Diminuer l'inflammation lorsqu'on n'a pas été à même de la prévenir.

5° Neutraliser ce résidu de la décomposition des substances, causes occasionnelles de la goutte, en imprimant au système général de nos humeurs un caractère propre à en altérer la nature.

6° Être attentif à ce qu'il ne survienne aucun accident étranger à la maladie, qui donne lieu à quelque complication, dont l'effet serait de déranger l'ordre que suit la nature pour amener la crise qui termine l'accès.

Nous allons successivement les passer en revue, et examiner quels sont les secours de l'art que l'on peut employer suivant chacune des circonstances, vers lesquelles le médecin doit diriger ses observations avec la plus scrupuleuse attention.

1° *Prévenir l'abondance et l'altération des substances d'où peut dériver la matière goutteuse, en surveillant à ce que rien n'en dérange l'excrétion, ni ne leur imprime un caractère vicié.*

Ce ne peut être que par des moyens diététiques, que la surabondance et la mauvaise qualité des substances soumises à la digestion puissent être prévenues. Il n'est personne qui ne connaisse la quantité d'aliments qui lui convient, afin de n'avoir pas de digestions pénibles; personne n'ignore non plus quels sont ceux qui sont sains, faciles à digérer, et qui présentent à la digestion les éléments d'un chyle de bonne qualité. Nous n'avons donc sur cela aucune vue particulière à présenter.

Mais lorsque l'altération de la matière chyleuse tient à un vice, soit dans l'organe auquel aboutissent les pores absorbants, soit dans la nature des sucs gastriques et intestinaux, ces vices peuvent être corrigés ou au moins adoucis par des moyens que la médecine doit diriger.

Nous avons énoncé dans le nombre des causes occasionnelles de la goutte que l'excès du ton ou du relâchement des voies digestives, ainsi que la mauvaise qualité des sucs utiles à la digestion, produisaient des symptômes gastriques et intestinaux, signes souvent précurseurs de la goutte, dont nous avons décrit les plus marquants ; présentons quelques moyens de les prévenir.

Les délayants, les adoucissants, et les relâchants tels que le petit-lait, l'eau de veau, de poulet, les émulsions, suffisent pour modérer l'excès du ton dans ces organes. Les infusions de plantes légèrement amères, telles que le petit chêne, le trèfle d'eau, les bourgeons de sapin du nord, la scolopendre, la feuille et la racine de pissenlit, quelques préparations dans lesquelles le quinquina entre en petite dose, peuvent leur rendre le ton, au degré uniquement nécessaire lorsqu'ils sont trop paresseux. Les eaux minérales qui contiennent des gaz acidules pourront rendre aux sucs gastriques et intestinaux le caractère et la fluidité nécessaires, afin qu'ils pénètrent facilement la masse alimentaire, et qu'ils lui prêtent un acide capable d'en éloigner la fermentation putride par laquelle les parties nutritives qu'ils contiennent seraient altérées ou anéanties. Tels sont les moyens généraux qui préviendront l'introduction des crudités, d'où naît la surabondance de matière solide et concrète, plus justement nommée goutteuse, et ceux qui pourront corriger la mauvaise disposition des sucs digestifs.

2⁰ *Dévier, par le seul organe sur lequel la médecine puisse agir, la substance goutteuse, en la rappelant à une fonction qui lui soit propre.*

Nous avons indiqué trois moyens par lesquels la substance solide et concrète est mise hors de la circulation : l'épaississemeut général de tous nos organes ; la consolidation et l'augmentation non interrompue des os ; la formation et le renouvellement de l'épiderme.

1° Il n'y a aucuns moyens pour déterminer l'excédent de matière concrète à se porter sur l'universalité de nos organes ; nous les rejeterions s'il y en avait, car il serait dangereux d'en user, puisque par eux on accélérerait leur rigidité, et qu'ainsi l'on nous conduirait d'un pas plus rapide au terme que le médecin tâche toujours d'éloigner.

2° Lorsque la matière concrète s'est déterminée et fixée sur les os, rien ne peut l'en déloger ; elle est hors de la circulation. De plus les lames excrétoires du périoste qui l'ont chassée sont détruites, agglomérées avec elle, et n'ont plus d'action. Enfin la crise est faite, et il faut qu'elle parcoure ses périodes pour que la nature la termine.

3° Le renouvellement et la régénération de l'épiderme (1).

_______________________

(1) Afin de démontrer généralement la nécessité de rap-

Le médecin ne peut agir que sur ce troisième moyen.

---

peler la substance concrète à son émonctoire naturel, je présente la réflexion suivante :

C'est la partie solide qui en vingt ans développe et porte l'embryon au degré du développement parfait. Pour ne pas offrir à l'imagination l'augmentation d'un volume incalculable, par sa juxta-position entre les lames du tissu réticulaire, je considérerai seulement le fœtus au moment de sa naissance. Par la nutrition il s'introduit en vingt ans une masse de matière concrète capable de lui donner la solidité et le volume d'un homme fait. La chylification cependant continue de s'opérer par le même méchanisme, de suivre la même marche, ne présente aucune différence après que le développement est terminé ; et si la croissance cesse, c'est que le développement des lames du tissu réticulaire est complet, ou bien qu'il a acquis, par l'interposition de la matière concrète, une rigidité qui ne permet plus sa distension. A cette époque, nous ne voyons cependant aucun phénomène indiquer qu'une excrétion nouvelle rejette ce qui ne sert plus au développement. Dès lors cette partie solide resterait donc ? Non. Quoiqu'elle donne plus de solidité aux os, d'épaisseur aux parties molles, il est certain que s'il n'y avait pas une excrétion continuelle que je retrouve dans le renouvellement de l'épiderme, soixante ans de plus de la même fonction, qui a mené l'homme de vingt ans au volume et au développement qu'il a atteint, eût introduit une masse de plus du double de son poids, qui n'eût pas permis aux organes de la continuer jusqu'à ce terme.

Puisque le mauvais régime admet une quantité encore plus considérable de cette substance, outre les accidents de la goutte auxquels l'on s'expose, chacun d'après cela peut juger de combien il abrège sa carrière par le défaut de sobriété.

Nous avons reconnu deux états très-distincts dans le trajet que parcourt la matière chyleuse introduite dans le cours de la circulation, savoir : celui pendant lequel tous les principes qui lui donnent le caractère de chyle sont encore intimement combinés ; et celui où, par une coction ou par une sorte de développement, ses principes désunis sont destinés, les uns à servir à quelque fonction, les autres à être éliminés comme substances excrémentitielles. Nous allons examiner quels moyens la médecine peut mettre en usage pour remédier aux accidents qui résultent de sa présence dans l'un ou l'autre état.

Lorsqu'elle est en surabondance et qu'elle n'a encore subi aucune décomposition, elle est entièrement sujette à l'action des mêmes moyens que l'on est dans l'usage d'employer pour la dépuration et l'évacuation de toute humeur excédante, et par cela même devenue hétérogène ; ainsi elle peut être rappelée vers les intestins, et de là être évacuée par de doux laxatifs, même par des vomitifs employés avec ménagement. Il est à remarquer que, dans ces circonstances, quoique l'on puisse être certain que ces moyens éloignent les causes occasionnelles de la goutte, rien ne prouve cependant que l'on ait eu à combattre, et que l'on ait combattu ou détourné la matière goutteuse.

Mais si, par la connaissance que l'on peut acquérir sur le tempérament du malade, quelque circonstance indique au médecin qu'il ait déja été attaqué de la goutte, il doit craindre alors qu'elle ne joue un rôle dans les accidents divers qui se développent. C'est le cas où l'on doit s'abstenir de tout médicament actif; il pourrait exciter de l'irritation, et si elle se prolongeait, elle déterminerait vers les voies digestives une affluence trop abondante de cette matière chyleuse, peut-être à l'instant même où elle toucherait au moment de sa décomposition, et ainsi il en dérangerait les fonctions. L'on pourrait cependant alors, si quelques circonstances particulières l'indiquaient, prescrire quelques doux minoratifs, dans la crainte que la pléthore humorale de l'estomac et des intestins ne fît contracter, par un trop long séjour aux substances qui y sont contenues, une acrimonie qui les irriterait bien davantage que ne le feraient ces médicaments doux employés à propos pour les expulser.

Mais lorsque par les symptômes propres à la décomposition de la substance chyleuse, la matière concrète mise à nu produit des accidents goutteux, il faut tâcher aussitôt de la rappeler à ses organes naturels et exciter, par tous les moyens possibles, une régénération rapide et très-étendue de l'épiderme. Le moment de la

décomposition est le seul favorable et celui
pendant lequel les secours de l'art puissent
être employés plus utilement ; car rien n'est
encore fixé. Quelquefois il arrive qu'à cette
époque la division et les subdivisions qu'éprouvent les substances mélangées avec le sang pendant le cours de la circulation sont si multipliées que chaque partie qui éprouve une sorte
de décomposition étant en très-petit volume,
la substance concrète qu'elle laisse à nu n'est
pas assez considérable pour produire le complément de tous les symptômes dont nous
avons donné la description, et ainsi devient
plus facile à diriger vers ses organes excrétoires. A cette époque il arrive aussi assez souvent que, dans l'état de grande division qui
suit son développement, elle se trouve si rapidement mixturée et enveloppée avec les autres substances qui entrent dans la composition de nos humeurs, que dans ce court espace
de temps où elle a été à nu, elle ne produit que
quelques douleurs passagères, et rentre tout
aussitôt dans le premier état qui précède la décomposition, ce qui la rend susceptible d'être
expulsée par les mêmes moyens employés pour
les autres substances hétérogènes, lorsqu'elles
parviennent aux émonctoires communs à toute
espèce d'humeur.

Lorsque le développement s'opère, et que

par la suite des symptômes propres à ce développement, l'on prévoit que l'accès va se déclarer, parce que la matière concrète se porte vers le périoste en masse suffisante pour produire une crise. La goutte, qui était à peine reconnue pour vague et non prononcée dans ce premier instant, produit bientôt un accès avec tout ses symptômes.

C'est tout de suite dans ce premier moment, afin de détourner ou au moins d'en prévenir la violence, que lorsqu'on pourra déterminer la matière goutteuse à se porter en abondance vers le tissu cutané, et y exciter la sécrétion par laquelle l'épiderme est formé, l'on diminuera d'autant la masse solide qui s'épanche dans les interstices des lames osseuses, et qu'alors l'on préviendra la force de la crise goutteuse, peut-être même la crise.

Le renouvellement de l'épiderme peut être favorisé par les frictions sèches sur toutes les parties du corps. Elles en détachent, sous forme de poussière, la couche la plus extérieure, promptement remplacée par celle qu'elle recouvrait et sous laquelle une autre couche se régénère aussitôt. Le renouvellement est excité d'une manière beaucoup plus avantageuse lorsque l'épiderme est macéré ; c'est sans doute ce qui a fait considérer les pédiluves comme un moyen utile dans les accès de goutte.

Il n'est personne qui ignore la facilité avec laquelle l'épiderme des pieds se forme et s'épaissit. Il devait certainement entrer dans les calculs de la nature que sa régénération fût prompte, et que l'excrétion de la substance dont il est composé fût abondante vers ces parties, en raison de la perte qu'il éprouve par la marche, car il ne faut pas croire que ce soit seulement à mesure qu'il est usé qu'il s'y régénère. Il y en arrive avec surabondance, et continuellement, une masse propre à le former, qui s'épanche couche sur couche, et en augmente l'épaisseur, comme pour servir de réserve dans les besoins qui pourraient survenir par suite des marches forcées.

Il n'a pas sans doute échappé à l'observation de tout médecin, que, chez les malades qui restent au lit pendant très-long-temps, l'épiderme des pieds devient sec, dur, calleux, et d'une épaisseur d'autant plus considérable, que leur séjour au lit a été plus long. La goutte, qui le plus souvent affecte les pieds, et cette surabondance de matière solide qui constitue l'épaisseur de l'épiderme vers ces parties, ne semblerait-elle pas encore démontrer l'analogie qu'il y a entre la substance de la goutte et celle qui engendre l'épiderme? Ne pourrait-on pas aussi croire que si, par les pédiluves, elle se porte surabondamment à l'extérieur des pieds, toutes les parties internes en sont d'autant débarrassées, et qu'ainsi les accès de goutte sont plus éloignés, quelquefois même prévenus?

Les pédiluves ont en outre l'avantage de macérer très-promptement l'épiderme; les frictions que l'on y pratique ensuite le détachent facilement, et accélèrent sa régénération au grand soulagement de toutes les parties intérieures.

Les cataplasmes très-étendus, que dernièrement M. Pradier faisait appliquer dans les accès de goutte, n'ont certainement dû les succès que l'on a observés, qu'à la grande étendue de régénération de l'épiderme qu'ils procuraient. Ils diminuaient la surabondance de la matière concrète, circulant dans l'intérieur, et par-là ils prévenaient sa divagation vers les parties internes, et son transport vers les extrémités osseuses.

L'addition des substances spiritueuses dont il faisait usage sur les cataplasmes qu'il employait, ne produisait-elle pas, sur le tissu cutané, un léger point d'agacement qui déterminait vers cet organe destiné à l'excrétion de la matière concrète, une surabondance de cette même substance? Nous avons reconnu combien l'irritation du périoste, dans les fractures, y détermine l'affluence de la matière concrète, propre à former les os. Ne pourrait-on pas croire qu'une titillation continuelle, jointe à l'espèce de macération de l'épiderme qui le rend plus apte à l'incorporation entre ses couches, d'une masse considérable de la matière dont il est formé, a produit les soulagements qui ont fait conseiller ces cataplasmes par des médecins célèbres ?

D'après ces vues l'on pourrait ainsi, par divers moyens que les médecins imagineraient et prescriraient suivant les différentes circonstances dans lesquelles ils seraient consultés, déterminer une grande régénération de l'épiderme sur plusieurs points de la surface du corps.

3° *Accélérer le passage de la matière goutteuse à travers nos organes mous et mobiles, en augmentant l'action expulsive, et en s'opposant ainsi à un séjour prolongé qui y détermine-rait inflammation, etc.*

Nous avons exposé quelques-uns des accidents qui sont le résultat du passage de la matière goutteuse sur nos organes internes. Ils procurent une douleur lancinante très-aiguë, qui se fixe sur un point : cette douleur est intolérable ; le plus fréquemment elle perd en peu de minutes sa vivacité extrême, mais elle persévère moins violemment plus ou moins de temps ; quelquefois aussi les crises violentes de douleur semblent se calmer momentanément pour recommencer avec la même intensité. Observons la cause de ce qui se passe dans cette circonstance. L'application ordinaire, continuelle et spontanée de la portion de substance concrète, qui s'épanche constamment dans le tissu réticulaire de tous nos organes, tant qu'elle y pénètre dans sa juste proportion, est parfaitement insensible; mais dès qu'il y a surabondance, cette application se fait brusquement avec distension des fibrilles où elle parvient, par conséquent avec douleur, et souvent avec fièvre et inflammation. Si l'on n'use pas, dans ce premier moment, des moyens propres à lui faire franchir rapidement l'obstacle où se passe ce travail douloureux, cet obstacle deviendra un point d'irritation, et par conséquent d'une affluence et d'une agglomération plus considérables de la matière concrète : alors elle dérangerait la fonction de l'organe, exciterait la fièvre, et offrirait d'autant plus de difficulté à être poussée hors du lieu où elle serait fixée, qu'elle y aurait séjourné plus long-temps.

Dans ce cas, l'on doit bien sentir que ce n'est qu'au premier instant, et avant qu'il soit survenu de l'inflammation, que l'on doit user d'un moyen qui, en portant de l'action et de la chaleur, ajouterait quelques degrés de plus à la circulation, et par conséquent à la force expulsive. J'ai administré avec succès, dans ce premier moment, un verre de vin d'Espagne, une cuillerée d'élixir de Suède, de Garus, des gouttes d'Hoffman, ou une cuillerée d'eau spiritueuse de mélisse, mêlée avec une cuillerée de sirop d'écorce d'orange. Aussitôt la douleur a disparu. J'ai observé plusieurs fois que les malades exprimaient ainsi l'effet qu'ils en éprouvaient : « Ma douleur « s'est étendue, s'est éparpillée; je l'ai encore « sentie faiblement à plusieurs endroits; j'ai « éprouvé de la chaleur par tout le corps, et « elle a disparu entièrement. » Ce moyen, employé lorsque l'inflammation s'est établie, pourrait être nuisible (1).

_______________

(1) En Angleterre l'on a aussi conseillé le gingembre à forte dose dans du lait, lors des crises de goutte, sans doute dans la même intention. Ceci m'a fait réfléchir sur quelques circonstances qui se présentent fréquemment dans l'exercice de la médecine. Une quantité innombrable de personnes se plaignent de douleurs qui occupent diverses parties autres que les intestins, et qu'elles attribuent à des vents. L'eau spiritueuse d'anis est un remède que la masse du vulgaire emploie pour les chasser. Chez les uns, une émission de vents qui résulte de son usage survient avec la cessation des douleurs; chez les autres, ces mêmes douleurs persévèrent, et fréquemment avec plus d'intensité. Suivant mon opinion, ne pourrait-on pas croire que souvent cette espèce de douleur tient au passage d'une portion de matière gout-

Lorsque l'on n'a pas pu saisir ce premier moment, je pense qu'il faut alors user de celui

---

teuse, et que ces deux effets différents tiennent à l'époque où l'on a usé de ce médicament ?

L'on ne doit pas reconnaître de flatuosités hors des capacités susceptibles de les contenir, savoir, l'estomac et les intestins. Les vents ne se développent jamais sur aucune partie du corps ni dans aucune de nos grandes cavités. Les divers points que l'on éprouve ne sont produits que par le séjour fixe ou passager de quelque chose d'étranger à notre organisation.

Ici la cessation des douleurs ne peut être attribuée, lors de l'usage de cette eau d'anis, qu'à l'action tonique par laquelle ce spiritueux fait franchir l'obstacle à la substance étrangère qui se présente sur une partie qui n'est pas destinée à la recevoir. Mais lorsque la douleur y a déterminé un principe d'inflammation et une surabondance de sucs qui engorgent le point où elle est fixée, ce spiritueux, qui augmente le ton, rend les douleurs plus intenses et en augmente la durée.

Nous avons un phénomène particulier à examiner ici, c'est fréquemment une émission de vents. Deux circonstances peuvent la produire : elle peut être due à l'action tonique d'un spiritueux sur le canal intestinal qui contient des flatuosités chez les personnes dont les entrailles sont paresseuses. Elle peut l'être aussi au calme qui succède à la douleur; une douleur qui survient à quelque partie que ce soit, cause aussitôt une crispation générale qui, presque toujours, se porte sur les intestins chez les personnes qui ont les entrailles irritables, et qui retient les flatuosités entre leurs différentes sinuosités. Dès que l'obstacle est franchi, la douleur cesse, et le calme qui lui succède permet aux vents de déja prescrit : savoir , la régénération de l'épiderme , excitée par une macération étendue sur plusieurs points du corps, et le temps, le plus ordinairement, termine ces crises , si surtout, par ces macérations, la surabondance de cette matière est enlevée , et cesse d'y être transportée de nouveau. On est dans l'usage de dire alors que la goutte a quitté l'organe où elle s'était portée.

4° *Diminuer l'inflammation qui accompagne la goutte, lorsque l'on n'a pas été à même de la prévenir.*

Quelle que soit la cause qui produise l'inflammation, les moyens sont les mêmes pour la tempérer et en prévenir les accidents. Les délayants ne doivent pas être épargnés; la diète, la saignée, sont indispensables. Je vais présenter quelques réflexions sur l'usage de la saignée dans la goutte.

Le tempérament, l'âge, et la vigueur ou la faiblesse du malade, doivent servir de guide au médecin dans sa conduite : le siége de la maladie doit aussi fixer son attention. Si l'inflammation , si la fièvre ne sont pas en rapport,

---

sortir librement. C'est cet effet qui confirme de plus en plus le vulgaire dans le préjugé que les vents se nichent aux épaules , au dos, entre les côtes, ou sur tel autre point du corps.

et paraissent plus violents que les simptômes goutteux apparents ne semblent le comporter, la saignée est utile pour les modérer. Ces accidents alors ne dépendent plus uniquement des simptômes de la goutte, mais bien du tempérament du malade, ou de quelque circonstance conjointe, telle que la présence d'une portion de matière goutteuse à l'intérieur qui monte l'orgasme de tous nos solides; ils compliqueraient alors et ils aggraveraient la violence de l'accès. La matière goutteuse, sur-tout dans un tempérament sanguin, trop vigoureusement portée sur des organes sensibles par une force expulsive, qui n'est pas en proportion avec leur délicatesse, pourrait rompre, par l'excès de leur distension, le tissu réticulaire dont ils sont formés, et ainsi produire des accidents très-fâcheux. Dans ces circonstances, la saignée diminue le ton, et sous ce rapport elle est utile. Il faut la pratiquer au pied, pour opérer une dérivation générale de toutes nos humeurs. D'ailleurs, les pédiluves que l'on emploie dans cette espèce de saignée, en favorisant aussi cette dérivation générale, doivent en même temps y entraîner les humeurs contenant surabondance de matière goutteuse, à mesure que s'opère son développement, puisque c'est vers les pieds où elle tend à se porter avec plus de prédilection.

5.

Si au contraire la force expulsive languit,
soit par l'âge, la faiblesse naturelle, ou celle
qui résulte de circonstances individuelles, chez
les tempéraments pituiteux, flegmatiques,
chez les personnes épuisées par des maladies,
ou autres causes, la saignée, malgré les signes
apparents de l'inflammation qui semblent l'indiquer, devient nuisible. Elle retarde la crise,
et il en résulte, quoique souvent d'une manière
insensible, une extravasation lente, mais plus
considérable de la matière goutteuse, sur des
points d'où la faiblesse des organes n'a plus permis que la force expulsive parvînt à la déplacer.
Cette terminaison tardive souvent devient cause
d'accidents internes subséquents, tels que tu-
meurs, engorgements, obstructions, etc., dans
le cas sur-tout où quelque portion de la matière
goutteuse s'est fait sentir à l'intérieur.

5° *Neutraliser le résidu de la décomposition
des substances, causes occasionnelles de la goutte,
en imprimant au systéme général de nos humeurs
un caractère propre à en altérer la nature.*

Ce serait un traité complet de médecine, qui
m'entraînerait au - delà des bornes que je me
suis prescrites en publiant quelques - unes de
mes idées sur la goutte, si j'entrais dans tous
les détails relatifs aux divers caractères que
peuvent nous présenter nos humeurs, et aux
différents moyens que chaque caractère parti-

culier nous offre pour le modifier; je m'arrêterai seulement à celui que la matière goutteuse nous démontre clairement, pour tâcher de combattre et d'altérer cette nature calcaire, que nous présente la matière de la goutte.

Il me semble prouvé que la matière concrète ne produit les crises goutteuses qu'après la décomposition des substances, dans lesquelles elle entrait comme partie intégrante; que tant qu'elle est dans un état de combinaison, elle parcourt tout le trajet qu'offrent les circulations répétées, sans produire aucun effet nuisible, et qu'ainsi elle concourt à remplir les fonctions auxquelles elle est destinée, lorsqu'elle parvient aux organes qui y sont propres. Nous avons aussi observé que lorsque la surabondance et la mauvaise combinaison des substances introduites dans le cours de la circulation ne permettent pas à ces substances d'être employées utilement, alors elles circulent toujours, jusqu'à ce qu'enfin, par une espèce de coction, avec un temps plus ou moins long, elles se décomposent; ce qui donne lieu au développement de la matière goutteuse.

Il est clair que cette décomposition, et le développement de la matière concrète qui s'ensuit, ne peuvent être arrêtés, et que la médecine ne peut l'empêcher.

Il faut donc tendre à corriger cette matière,

et à lui présenter un principe avec lequel elle puisse former une nouvelle combinaison. Alors, cessant d'être à nu, elle pourra circuler sans imprimer sur les organes qu'elle parcourra, cette sensation rude et douloureuse que son caractère graveleux fait sentir par-tout où elle est portée.

La nature de cette matière est calcaire; personne n'ignore la facilité avec laquelle les acides se combinent avec les substances calcaires. Sans prétendre assimiler notre organisation à une capsule dans laquelle on combine les acides avec les substances calcaires, je me crois fondé, d'après l'expérience, à conseiller l'usage des acides pour imprimer au système général de toutes nos humeurs un léger caractère d'acidité qui neutralise, s'il m'est permis de me servir de cette expression, ces parties calcaires, résidus de la décomposition, pendant qu'elles sont dans le plus haut degré d'atténuation, et à mesure qu'elles sont séparées des autres principes avec lesquels elles avaient été en combinaison.

L'expérience m'a démontré que l'usage long-temps continué, et à très-petite dose du tartrite acidulé de potasse, éloigne les accès de goutte, et en diminue l'intensité. Cela me persuade que c'est par une espèce de saturation que la substance concrète ou goutteuse est dénaturée chez les malades qui en prennent régulièrement une petite quantité, lorsque rien de particulier à eux, ne s'oppose à ce qu'ils en prennent long-temps. Les eaux gazeuses acidulées, dont je recommande un usage habituel, peuvent aussi, sous ce rapport, imprimer à nos humeurs un principe d'acidité qui modifie et tempère la nature de la matière goutteuse. Par analogie, ne peut-on pas conclure des bons effets produits par les eaux gazeuses acidulées de Contrexeville, sur les calculs des reins et de la vessie, que ces mêmes eaux, ou celles contenant les mêmes principes, peuvent être très-utiles pour prévenir ou modérer les crises goutteuses. Leur effet utile dans ces circonstances peut aussi être considéré sous le rapport de leur action dans l'estomac; et sur les sucs digestifs le long du canal intestinal, dont elles soutiennent le ton, ce qui éloigne d'autant les causes occasionnelles. Je les ai souvent employées, et leurs succès n'ont pas trompé mon espérance. L'usage habituel des vins de Champagne, qui ont un principe gazeux très-abondant, remplit les mêmes vues, car l'on voit peu de goutteux dans les pays dont les vins contiennent beaucoup de ce principe.

6° *Etre attentif à ce qu'il ne survienne aucun accident étranger à la maladie qui puisse la compliquer, en déranger la marche, et troubler l'ordre que suit la nature pour amener la crise qui termine l'accès.*

Je ne regarde pas comme complication de la goutte les divers simptômes que chaque organe peut produire, lorsque la matière goutteuse se fixe, ou même est seulement portée momentanément sur chacun d'eux. En ce cas, les accidents généraux de la goutte doivent seuls être combattus par les moyens indiqués, et les simptômes particuliers à chaque organe disparaîtront, à mesure que la cause de la maladie s'affaiblira. J'entends par complication, les accidents morbifiques d'une autre cause, qui se déclarent en même temps que ceux qui résultent du passage ou du séjour de la matière concrète sur quelque partie. Je conviens en effet que rien n'est plus difficile que de distinguer chez les goutteux, si les accidents très-variés qu'ils éprouvent ont des causes différentes, ou s'ils ne procèdent pas tous de la matière goutteuse.

C'est dans de semblables circonstances qu'il faut tâcher de recourir aux notions que l'on peut recevoir sur le tempérament, les habitudes du malade qui est sujet à la goutte, sur les maladies qu'il éprouve plus ordinairement, sur-tout s'informer s'il existe chez lui quelque humeur d'un caractère particulier, car leur présence augmente constamment, et aggrave toujours les symptômes de toutes les maladies avec lesquelles elles se compliquent. Les maladies humorales sont celles contre lesquelles on doit principalement agir.

Il ne peut pas être question, lorsqu'un accès de goutte survient, s'il existe antérieurement une humeur dartreuse, érysipélateuse, rhumatisante, ou autre; il ne peut pas être question, dis-je, de penser à détruire le caractère de ces humeurs, qui, même sans être développées, donnent cependant plus d'intensité aux accidents propres à la goutte; sa marche est trop rapide pour tenter les moyens avec lesquels on est dans l'habitude de les combattre. Il faut donc les détourner tout aussitôt que quelque signe, ou des connaissances acquises sur l'état habituel du malade, indiquent le principe de leur développement, ou seulement le font craindre. Des vésicatoires momentanés, et très-réitérés aux jambes et aux cuisses, usent ces humeurs et préviennent toute complication fâcheuse. D'ailleurs, en augmentant l'action générale de tous nos solides, ils préviennent les stases de la matière goutteuse, et accélèrent la crise qui termine l'accès. Les pédiluves très-chauds, assez irritants pour titiller la peau, sont aussi fort utiles : ils y appellent ordinairement, quoique presque toujours d'une manière insensible, les principes acrimonieux de ces humeurs universellement répandues.

Sans eux, ils eussent été déterminés vers les parties où la douleur de la goutte se déclare, et ils en augmenteraient l'intensité..

Les diverses diathèses du sang, soit qu'elles soient séreuses ou bilieuses, par suite d'engorgement aux viscères qui surviennent aux goutteux, rendent en général les accès plus longs. Quelques-uns sont plus douloureux, si c'est la diathèse scorbutique et bilieuse qui domine; si c'est la diathèse séreuse, elle amortit une partie des sensations douloureuses que produit ordinairement la présence de la matière concrète.

Ces complications ne peuvent être prévenues ni combattues par une méthode générale. Chaque cas particulier doit être traité individuellement, suivant les circonstances qui se présenteront, et sur lesquelles chaque médecin sera appelé à donner des conseils.

Il en sera de même des complications produites par différents vices organiques qui peuvent exister. Il n'y a point de méthode générale par laquelle on parvienne à les écarter.

L'on ne doit pas perdre de vue que les gens de la campagne, les hommes de peine qui fatiguent beaucoup et qui ne mangent strictement que pour entretenir leur existence, chez lesquels le repos, nécessité par la fatigue du jour, est calme, profond, et dont les inquiétudes de l'avenir se bornent au lendemain, sont très-rarement attaqués de la goutte. Au contraire ceux qui mènent une vie molle, oisive, exempte de toute fatigue obligée et qui par conséquent prennent peu d'exercice, qui vivent d'une manière succulente, qui mangent beaucoup, qui facilitent leurs digestions par l'usage des vins généreux, des liqueurs spiritueuses ou autres stimulants; qui en cherchant à se donner ainsi des forces, les usent par les jouissances que procurent les richesses, par les peines morales qu'elles entraînent à leur suite, par le manque de ce calme réparateur sans lequel il n'y a ni vrai repos ni bon sommeil, échappent rarement à cette maladie; et il est assez fréquent qu'ils succombent à la violence de quelqu'accès de goutte. La route à suivre pour prévenir cette maladie, se trouve toute tracée par le parallèle que je viens d'établir. Heureux si la confiance que mérite une réflexion profonde, établie sur ma longue expérience, peut persuader! Ainsi l'on adoucira et l'on éloignera ce fleau destructeur de l'humanité.

### Résumé et Conclusion.

La goutte est un effet douloureux sur une partie, produit par une substance concrète excrémentitielle.

Elle est un résultat solide de la décomposition des substances que la nutrition introduit pour servir à l'entretien de notre être.

Son excès ou sa déviation des fonctions auxquelles elle est destinée cause l'effet douloureux.

Aussitôt fixée sur les os, elle ne peut plus en être déplacée ; la douleur survient, et la crise est faite. La médecine alors n'y peut rien.

Ses secours sont utiles aussitôt qu'elle se fait sentir ou qu'elle divague sur plusieurs points :

En désignant un régime qui prévienne son excès ;

En en rappelant l'excrétion à son émonctoire naturel, ce qui diminue sa masse et d'autant la violence de l'accès ;

En saisissant un moment qui souvent est unique pour accélérer son *transit*, lorsque son séjour sur tel point présente un danger ;

En imprimant au système général des humeurs un caractère qui neutralise la cause matérielle ;

En prévenant l'inflammation qui complique ses accidents primitifs ;

Enfin, en détournant les humeurs étrangères qui aggravent l'effet douloureux.

FIN.